AF596972

NOTE

SUR

DE NOUVEAUX INSTRUMENTS

PROPRES A L'OBSERVATION DE DIVERS ORGANES

DE L'ŒIL

AINSI QU'A LA MANIFESTATION DES IMAGES ENTOPTIQUES

PAR

ROBERT-HOUDIN

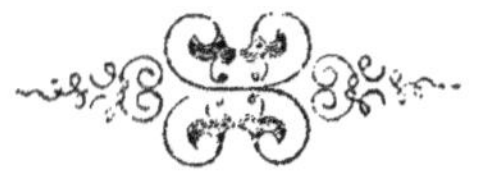

BLOIS

IMPRIMERIE LECESNE

MDCCCLXVII

36. 67.

88

AVANT-PROPOS

Si je ne m'adressais qu'aux savants et aux hommes de l'art, j'entrerais immédiatement en matière par la description de mes appareils entoptiques; mais parmi mes lecteurs j'aurai aussi, je le pense, des gens du monde auxquels l'organisme de la vue est peu connu ? Ces lecteurs, à coup sûr, auront de la peine à me comprendre si je ne fais précéder mes explications de quelques renseignements élémentaires sur la matière. Je serai bref, toutefois, et je ne dirai que ce qui est nécessaire à l'intelligence du sujet que je vais traiter. D'ailleurs ces quelques feuillets sont faciles à tourner pour les personnes auxquelles ils seraient inutiles.

TABLEAU

Indiquant le nom et la place
de diverses parties de l'œil dont il sera parlé
dans cette Notice.

Fig. 1re

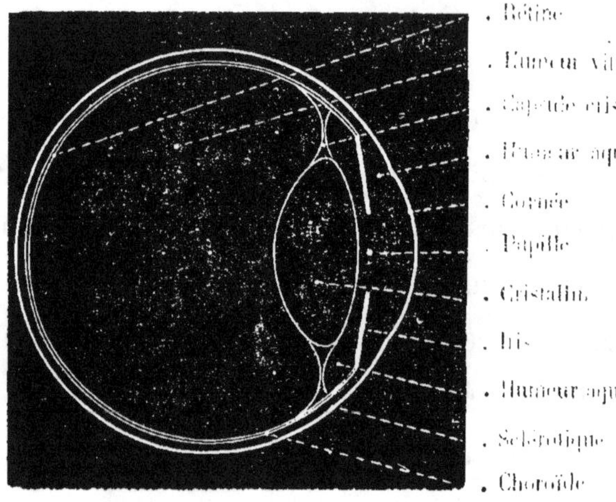

Cette figure est à peu près au double de la grandeur d'un œil humain.

L'ŒIL HUMAIN

ET SES PRINCIPAUX ORGANES

Le globe de l'œil est d'une forme à peu près sphérique ; il est creux et contient divers organes propres à la constitution de la vue ; son enveloppe est faite d'une membrane ayant quelque ressemblance avec la corne ; c'est pour cette raison qu'on lui a donné le nom de *cornée* : *cornée transparente et cornée opaque.*

La cornée transparente, ou seulement la *cornée*, comme on l'appelle, est constituée par la partie renflée qui est sur le devant de l'œil. (Voyez la figure 1re ci-contre.)

La cornée opaque ou *sclérotique*, dont la partie visible est vulgairement nommée le *blanc de l'œil*, garnit tout ce qui n'est pas occupé par la cornée transparente.

La sclérotique est doublée intérieurement d'une membrane vasculaire (*la choroïde*) imprégnée d'une substance noire (*le pigment*) (1) qui a pour effet de

(1) Le pigment (*pigmentum* couleur) est la matière colorante, à laquelle les anatomistes attribuent les diverses colorations de la peau, de l'iris, de la barbe et des cheveux. Les nègres, les bruns, les châtains, les blonds forment l'échelle des nuances fournies par cette teinture. Les albinos

lui ôter sa transparence et d'absorber tous les rayons qui ne sont pas utiles à la vision.

Sur ce pigment tapissant la face interne de la choroïde est appliquée une membrane transparente (*la rétine*) reliée au cerveau par le *nerf optique*, qui lui communique toutes les sensations de la vue.

Les trois membranes que je viens de citer constituent la boîte ou le contenant de l'organe de la vue. Voici maintenant quelques-unes des parties qui y sont contenues.

Dans l'intérieur de l'œil, derrière la cornée et à une courte distance de celle-ci, se trouve une cloison ou diaphragme circulaire très mince, au milieu duquel est un trou. Cette membrane que l'on voit diversement colorée suivant les individus se nomme *Iris* ou vulgairement la *prunelle* ; son ouverture centrale prend le nom de *pupille*.

Presque immédiatement derrière l'iris se trouve le *cristallin*, corps lenticulaire d'une admirable transparence. Cet organe d'optique est entouré et enveloppé par une capsule mince et diaphane qui le soutient en position verticale.

Cette capsule, en adhérant par ses bords exté-

---

sont dépourvus de pigment ; aussi leur peau et leurs cheveux sont-ils blancs. Les yeux paraissent rouges parce que n'étant pas tapissés de pigment ils laissent voir les divers vaisseaux sanguins qui tapissent le fond de cet organe rieurs aux parois intérieures de l'œil, divise celui-ci en deux espaces inégaux.

L'espace qui est entre la cornée et le cristallin est rempli d'un liquide contenant 90 0/0 d'eau pure que l'on nomme *humeur aqueuse.*

L'iris baigne au milieu de ce liquide et sépare son récipient en deux compartiments nommés *chambre antérieure* et *chambre postérieure.*

L'autre espace, limité en avant par la partie postérieure de la capsule cristalline et en arrière par la rétine, est entièrement rempli par la *membrane hyaloïde* qui contient *l'humeur vitrée,* substance vitriforme et gélatineuse comparable à l'albumine de l'œuf, et présentant, ainsi que son enveloppe, une complète transparence. Cette humeur vitrée maintient, par sa résistance, la partie postérieure de l'œil dans une forme globulaire.

*

L'œil peut être facilement comparé à un appareil de photographie qui serait parfait ; on y trouve :

1° Une boîte optique formée par la sclérotique, sorte de chambre obscure tapissée de noir par la choroïde pigmentée ;

2° Une ouverture centrale et circulaire pour le passage de la lumière, laquelle ouverture est recouverte d'un verre protecteur (la cornée transparente) qui la défend contre l'introduction de tout corps étranger aux phénomènes de la vision ;

3° Un diaphragme automatique (l'iris) pour modifier l'intensité des rayons lumineux ;

4° Une lentille merveilleusement achromatique (le cristallin) pour faire converger sur la rétine les rayons colorés qui forment les images ;

5° Une plaque sensibilisée (la rétine) dont les impressions instantanées se succédent avec la promptitude d'un fragment de seconde ; lesquelles impressions conduites par le nerf optique vont se ranger d'elles-mêmes dans ce vaste réceptacle de connaissances humaines que l'on nomme le cerveau.

*

Le lecteur étant maintenant, je le pense, suffisamment renseigné sur l'appareil de la vision humaine, je puis lui présenter mes instruments avec l'espoir d'être facilement compris.

Ces instruments sont :

1° L'Iridoscope, instrument propre à la manifestation des images entoptiques ;

2° Le Diopscope, à l'aide duquel on constate le renversement des images sur notre rétine ;

3° Le Pupilloscope, démontrant d'une manière amplifiée les dilatations et contractions de la pupille ;

4° Le Pupillomètre, pouvant donner le diamètre de la pupille, à un quart de millimètre près ;

5° Le Diopsimètre, appareil pour mesurer l'étendue du champ visuel ;

6° Un Optomètre à l'usage des gens du monde, pour déterminer la distance de la vision distincte ;

7° Le Rétinoscope, instrument avec lequel on peut voir les réseaux vasculaires de sa propre rétine dont l'ensemble est appelé *Arbre de Purkinje*.

L'IRIDOSCOPE. (1)

L'Iridoscope est un instrument donnant à chacun la faculté de voir les différents milieux de son propre œil et de pouvoir constater ainsi leur état normal, leurs mouvements réels ou apparents, leurs troubles et leurs déformations.

L'Iridoscope se compose de trois parties essentielles, savoir :

(1) L'Iridoscope doit son nom à l'iris, parce que cet organe détermine par son ouverture centrale le champ visuel du disque lumineux et la quantité de corpuscules dont cette image est constellée

1° Une coquille opaque de quatre centimètres environ de diamètre ;

2° Un trou très petit, d'un vingtième de millimètre environ, pratiqué dans le centre de la coquille ;

3° Un verre plat-convexe, placé à distance de foyer devant le petit trou.

La coquille placée sur l'œil a pour but de le dégager de toute image extérieure.

Le trou microscopique livre passage à la lumière qui doit pénétrer dans l'œil pour l'éclairer. Cette ouverture suit les lois de tout diaphragme optique : plus elle est petite, plus les objets qu'elle fait percevoir sont nets et distincts.

La lentille est chargée de donner plus d'éclat aux images entoptiques, mais elle sert plus particulièrement à faciliter les observations en élargissant le champ de la source lumineuse et en diffusant l'image des corps extérieurs.

PRINCIPES DE L'IRIDOSCOPE.

Si l'on couvre un œil avec l'Iridoscope, en regardant vers le ciel ou vers toute lumière diffuse et en tenant l'autre œil complètement fermé, la vue est aussitôt saisie d'un disque lumineux présentant sur sa surface de notables irrégularités.

Cette apparition est la représentation de diverses parties constitutives de l'œil.

La production des images entoptiques s'explique par ce fait : Si la lumière entrant par l'ouverture de l'oculaire ne rencontre dans l'œil que des milieux homogènes, calmes, transparents, possédant des courbures régulières, etc., il ne se peindra sur la rétine qu'un disque lumineux d'une complète uniformité. Mais s'il en est autrement, les rayons lumineux étant empêchés dans leur passage par des corps plus ou moins opaques, ou subissant des réfractions irrégulières, n'arriveront plus sur la rétine que modifiés par les obstacles qu'ils auront rencontrés ; et dans cette dernière condition l'Iridoscope donnera l'image des troubles apportés aux organes de la vision.

MODE D'OBSERVATION.

La coquille de l'Iridoscope est peu profonde, afin qu'étant appliquée sur l'œil, le petit trou que j'appelle oculaire soit très rapproché de la vue. Plus l'oculaire est près de l'œil, plus le disque lumineux est grand.

L'Iridoscope exige une lumière diffuse pour les observations. Pendant le jour, on tourne l'instrument vers le ciel ou simplement vers une fenêtre. Pendant la nuit, on le dirige vers le globe dépoli d'une lampe.

Lorsque la lumière de l'un ou de l'autre de ces foyers est éclatante, les irrégularités de la cornée, bien que très brillantes, perdent considérablement de la netteté de leurs formes, mais d'un autre côté, les corpuscules les plus rapprochés de la rétine se distinguent beaucoup plus aisément. Il résulte de ce fait que, selon la partie que l'on veut examiner, on doit augmenter ou diminuer l'intensité des rayons lumineux et, pour cela, on s'éloigne plus ou moins du foyer qui les produit ; ou, si cela est possible, on diminue la source de lumière.

Au moyen de l'Iridoscope on peut voir :

1°. L'image pupillaire, ses déformations, sa dilatation, sa contraction ;

2°. La vision directe (images renversées) ;

3°. Le spectre (1) muco-lacrymal ;

4°. Le spectre de la cornée; (2)

---

(1) En optique le spectre d'un objet, c'est son image.

(2) Cet organe ainsi que ceux qui suivent ne donne l'image que de ses irrégularités ou déformations. On comprend que si ces organes étaient parfaits ils seraient transparents et ne pourraient, par ce fait, projeter aucune ombre sur la rétine

5°. Le spectre de l'humeur aqueuse :
6°. Le spectre des cristalloïdes ;
7°. Le spectre du cristallin ;
8°. Le spectre de l'humeur vitrée ;
9°. Le spectre de la membrane hyaloïde ;
10°. Le spectre de la rétine (1) ;
11°. Le spectre du trouble apporté à l'œil par une légère compression.

L'Iridoscope procure en outre deux illusions physiologiques très curieuses ; ce sont le transport de la sensation de la vue d'un œil à l'autre et l'agrandissement apparent du disque lumineux. Nous donnerons un peu plus loin le détail de cette expérience.

*

Les observations sur les images entoptiques que je vais présenter, ont été faites sur mes propres yeux ; il n'en peut être autrement avec l'iridoscope ; ces observations m'ont été d'autant plus faciles que, je dois le dire, je suis dans d'excellentes conditions pour ce genre d'étude :

Mon disque iridoscopique ne saurait être plus

(1) Les spectres seuls de l'humeur vitrée, de la membrane hyaloïde et de la rétine peuvent dans certaines circonstances être vus à l'œil nu. Cette perception pathologique s'appelle **Myodésopie** ou **Mouches volantes**.

convenablement constellé. J'ai, par exemple, d'assez belles images de cornée, si l'on peut appeler beau un tel avantage. J'ai aussi quelques spectres d'humeur aqueuse. Je vois encore sur toute la surface de mon cristallin une sorte de moiré diaphane parsemé de quelques points plus clairs. Au milieu de cette diaprure est ce que j'appelle *mon cratère* : c'est une figure sombre de forme irrégulière représentant assez bien certaines excavations que l'on aperçoit sur la surface de la lune. Une ligne radiale très prononcée se dessinant en couleur sombre sur mon disque iridoscopique me ferait l'effet d'une entaille dirigée des bords extérieurs au centre du cristallin, si je ne savais que cette irrégularité, ainsi que ma tache centrale, est une production de cataracte sénile (1). L'humeur vitrée et la membrane hyaloïde me donnent en outre quelques spectres perlés ; quant à ma rétine, elle serait dans un parfait état si je ne l'eusse compromise dans une expérience de rétinoscopie où, je l'avoue, je commis une imprudence (2). Il m'est resté de ce fait un scotôme fort distinct dans l'iridoscope, mais qui fort heureusement ne m'apparaît

---

(1) Ces lignes radiales sont très communes chez les vieillards.

(2) Je raconterai à propos du rétinoscope les circonstances de cet accident.

à l'œil nu que lorsque je lève fortement les yeux au ciel.

Cette description ne se rapporte qu'à mon œil gauche, car celui de droite est d'une assez belle transparence pour ne me donner qu'un bien petit nombre d'images entoptiques.

Le lecteur, en lisant les détails qui précèdent, va me plaindre, sans doute, et trouvera peut-être que je supporte assez philosophiquement mes infirmités ; mais il éprouvera moins de compassion pour moi, lorsqu'il saura que cet œil si constellé de corps hétérogènes est dans un état de santé très satisfaisant et que ces irrégularités ne gênent pas d'une manière sensible les fonctions de ma vue. J'ajouterai-même que l'acuité de l'organe dont il s'agit est supérieure à celle de son congénère.

Du reste, l'état que je viens de décrire n'est pas complétement anormal ; chacun, en regardant dans l'iridoscope, que l'on pourrait appeler le miroir de l'œil, pourra retrouver tout ou partie des images que je viens de citer, si ce n'est plus encore.

Les spectres des corps intra-oculaires sont très irréguliers dans leurs apparitions ; il faut un peu de persévérance d'observation pour les distinguer. Ainsi, chez moi, je ne vois de prime abord que les spectres de la cornée et ceux du cristallin. Ce n'est qu'au bout de quelques instants que je vois apparaître les autres images. Cette apparition serait-elle provoquée par quelque réaction résultant de l'observation elle-même ? Ce qui peut venir à l'appui de cette supposition, c'est que mon disque iridoscopique ne me semble jamais si complet en constellations que lorsque mon œil est fatigué par une longue attention sur ces objets.

---

§ 1. **Image pupillaire, ses déformations, sa dilatation, sa contraction.** — L'image pupillaire est celle de tous les organes intra-oculaires dont on détermine le plus facilement la forme et le mouvement. Dans l'Iridoscope, l'ouverture centrale de l'iris est représentée par le disque lumineux lui-même. C'est la pupille éclairée au lieu d'être obscure.

Dans les yeux bien conformés, l'ouverture centrale de l'iris est à peu près ronde. Dans l'état pathologique, cette ouverture affecte toutes sortes de déformations, depuis sa grandeur et sa forme normale jusqu'à sa complète occlusion. Ce dernier état ne peut se percevoir dans l'Iridoscope, puisque la lumière ne vient plus frapper la rétine.

La contraction de la pupille se constate dans les cas suivants :

1° Lorsque l'œil passe de l'obscurité à la lumière,

ou même lorsqu'il quitte un objet éclairé pour un autre plus éclairé (1) ;

2° Lorsque la vue passe d'un objet rapproché à un autre éloigné ;

3° Lorsqu'on observe un objet dont la ténuité peut échapper à notre vue ;

4° Sous l'influence du changement du point de convergence des axes optiques ;

5° Par le plus ou moins d'efforts accommodatifs pour la perception des objets placés à des distances diverses (2).

La dilatation de la pupille se manifeste par les causes inverses de celles qui produisent sa contraction.

Les mouvements de l'iris ne sont soumis à notre

---

(1) Les yeux du chat sont également sensibles à cette impression de la lumière : leur pupille est parfois si dilatée qu'elle prend toute la place occupée par l'iris et dans d'autres cas, elle se ferme entièrement, de sorte que l'animal a les yeux fermés bien que ses paupières soient ouvertes. Ces modifications de l'iris ne tiennent pas uniquement à l'influence de la lumière : le chat, sous une impression de bien-être ou dans une exhibition de perfide bonhomie, diminue considérablement l'ouverture pupillaire.

(2) Ces mêmes effets ne peuvent-ils pas avoir lieu sous l'influence d'une illusion ? Un tableau de panorama, par exemple, dans ses imitations des divers plans de perspective, ne doit-il pas produire des efforts d'accommodation dans notre vue ?

volonté que d'une manière indirecte : pour les provoquer, on est tenu de se placer dans l'un des cas désignés ci-dessus. On peut toutefois les obtenir en se soumettant par la pensée aux efforts d'accommodation.

Je suis parvenu aussi à augmenter directement et à ma volonté le diamètre de ma pupille de la manière suivante. Ayant remarqué que certains mouvements de l'iris se faisaient sans causes apparentes, je les étudiai avec attention, et je crus remarquer que ces mouvements avaient lieu dans des intermittences ayant quelque rapport avec la circulation du sang.

Je pensai qu'il serait peut-être possible qu'un afflux de sang plus considérable que dans la circulation normale produisît sur l'iris une excitation plus grande.

J'eus alors l'idée de soumettre mes yeux à une congestion factice, et, à cet effet, je me mis à retenir ma respiration en faisant des efforts pour que le sang affluât vers la tête.

Mes prévisions se réalisèrent ; j'obtins sous cette influence une augmentation sensible du diamètre de ma pupille.

Le retour à la grandeur normale de la pupille est plus long dans ce cas que dans celui d'une dilatation naturelle.

L'iris peut encore se modifier sous l'influence d'une impression indirecte, comme dans le cas suivant :

Un des deux yeux, l'œil droit, par exemple, étant couvert du pupilloscope, si l'on dirige l'instrument vers une faible lumière diffuse, on voit la pupille de l'œil observé s'agrandir.

Mais si, pendant cette observation, on ouvre subitement l'œil gauche, tout aussitôt l'image pupillaire de l'œil se rétrécit. Puis si l'œil gauche se ferme de nouveau, la pupille observée reprend sa première grandeur.

Voici comment peut s'expliquer ce phénomène :

Les rayons lumineux, lorsqu'ils entrent dans l'œil, ne produisent aucun effet direct sur l'iris (1), mais en tombant sur la rétine, ils donnent au nerf optique une excitation que celui-ci transmet au cerveau ; et c'est du cerveau que, par une action réflexe, les iris reçoivent l'impression nerveuse sous l'empire de laquelle s'opère la constriction des deux pupilles.

*

§ 2. **Vision directe (images renversées.)** — Lorsqu'on regarde dans l'Iridoscope, les images

---

(1) Les physiologistes s'accordent à reconnaître que l'iris est insensible à l'action directe de la lumière.

paraissent renversées : ainsi les larmes semblent monter lorsqu'elles descendent et réciproquement ; la paupière supérieure se montre en bas, et diverses défectuosités de l'œil sont représentées dans une position inverse de celle qu'elles devraient occuper.

Ce phénomène démontre le renversement des images sur la rétine dans la vue normale.

Pour donner une plus complète évidence à ce fait si clairement prouvé déjà, j'ai construit un instrument que j'ai nommé Diopscope dont je donnerai plus loin la description.

§ 3. **Spectre muco-lacrymal.** — Les sécrétions qui s'étendent sur la cornée fournissent des images d'une grande variété de forme et de clarté. Leur forme résulte du hasard de leur agglomération, leur clarté dépend du plus ou moins d'épaisseur du liquide.

Quelques-uns des spectres représentent uniquement des points brillants; d'autres apparaissent sous forme d'un noyau clair environné d'une couche opaque qui s'épanouit irrégulièrement autour de lui ; d'autres enfin donnent l'image d'un disque sombre entouré d'un cercle brillant.

Tous ces corps liquides, nappes ou gouttes séparées, semblent descendre, mais ils montent en réalité vers la paupière supérieure où ils sont attirés par la capillarité (1), et, s'ils s'arrêtent dans le trajet, c'est qu'ils rencontrent des obstacles autour desquels ils se groupent aussi par une action capillaire.

L'expérience suivante peut jeter quelque lumière sur ce dernier fait.

Lorsque le disque sombre et son cercle brillant dont je viens de parler se forment sur l'image iridoscopique, si l'on a soin de ne pas baisser la paupière, le disque augmente d'étendue pendant quelques instants ; puis, arrivé à un certain diamètre, la croissance s'arrête et l'image persiste aussi longtemps que la paupière est soulevée.

La paupière en s'abaissant dissipe la goutte et son image ; mais si l'œil est resté pendant quelques instants (une ou deux minutes) sans se fermer, voici ce qui se passera.

Bien que la goutte ait été dissipée par l'abaissement de la paupière, son image reparaît aussitôt que celle-ci se relève. Cette image, à peine reproduite, tend à s'évanouir, mais à chaque fois qu'elle disparaît, on peut la faire reparaître encore par un

---

(1) Je n'ai jamais vu dans l'iridoscope des larmes descendre (monter en apparence) sur ma surface cornéenne, à moins qu'elles ne fussent poussées par ma paupière supérieure. Je fais observer qu'il ne s'agit ici que de la partie de la cornée qui se trouve en face de l'iris ; la direction des larmes sur les autres points de l'œil est généralement connue.

coup de paupière, et cela peut durer pendant quelques minutes (1).

Au moment où dans sa disparition le disque devient plus pâle et par conséquent transparent, on aperçoit vers son centre l'aspérité cornéenne qui a déterminé l'accumulation du corps liquide.

Quand la paupière supérieure s'abaisse et qu'elle passe devant l'ouverture pupillaire, on la voit, dans l'Iridoscope, ayant une position renversée. Ses bords sont garnis de stries brillantes, qu'elle pousse ou qu'elle attire devant ou après elle, selon qu'elle descend ou qu'elle monte.

*

§ 4. **Spectres de la cornée.** — Je ne vois sur ma cornée, avec l'Iridoscope, que des points lumineux bordés de sombre et quelques images indéterminées et diffuses. Les uns et les autres proviennent, sans doute, de quelques inégalités de la surface cornéenne adoptant des formes plus ou moins lenticulaires, et donnant par ce fait des images plus ou moins nettes de la source lumineuse.

Cet état de ma cornée est presque normal, car il y a peu de personnes, je crois, qui soient exemptes de ces légères affections.

---

(1) Cette apparition a beaucoup de rapport avec les troubles de l'œil produits par une compression sur cet organe ; desquels troubles il sera parlé plus loin.

Mais il y a nombre de cas où la transparence de la cornée est bien autrement troublée : ainsi les blessures, les taies, les inflammations, etc., etc., laissent le plus souvent sur cet organe, après leur guérison, des opacités de toutes dimensions. Ces images, dont l'œil nu ne peut voir la forme, sont très nettement déterminées par l'Iridoscope.

*

§ 5. **Spectres de l'humeur aqueuse.** — Les spectres de l'humeur aqueuse ne sont pas nombreux (je n'en vois que deux); ils apparaissent sous forme de filaments horizontaux ou de stries demi-transparentes. Ces corpuscules peuvent être attribués à des fragments de corps organiques en état de résorption ; ils sont tenus en suspension dans l'humeur aqueuse en vertu de leur différence de densité avec ce liquide.

Je ne signale ces spectres qu'avec une extrême réserve ; leur image, leur forme et leur mouvement sont si peu déterminés, du moins chez moi, qu'il m'est très difficile de les apercevoir.

Il y a quelques mois, j'avais à cette même place deux globules très distincts qui, un beau jour, ont disparu. Mes filaments sont aussi plus transparents qu'ils n'étaient alors

*

§ 6. **Spectres des cristalloïdes.** — Parmi les spectres mobiles ce sont, pour moi, ceux de la capsule cristalline qui m'apparaissent les premiers. J'y vois des groupes de petits disques, des chapelets et des stries plus ou moins transparents s'agiter devant les images fixes du disque iridoscopique. Ces corpuscules montent rapidement, redescendent comme repoussés par une force antagoniste, voyagent en tous sens, s'arrêtent quelquefois et disparaissent à chaque instant derrière le champ de l'Iris, pour reparaître de nouveau lorsque le globe de l'œil change de place dans son orbite.

En observant avec une attention soutenue, ces petits corps paraissent liés à deux nappes diaphanes qui participent à la moindre de leurs évolutions. Si je ne me trompe, ces nappes, que l'on peut voir sur toute l'étendue du champ visuel, appartiendraient aux cristalloïdes ; les corpuscules seraient des irrégularités organiques formées et incorporées dans leur propre substance.

Les spectres cristalloïdiens ne sont pas tous sur le même plan : les plus éloignés sont plus pâles et par ce fait plus difficiles à distinguer. Cela se comprend : ils doivent être à une distance différente de la rétine, selon leur position antérieure ou postérieure sur le cristallin.

Toutes ces images suivent la ligne de visée : on les voit monter lorsque les yeux se lèvent et se diriger à droite ou à gauche selon que le regard se porte dans cette direction.

Lorsqu'on incline assez fortement la tête sur le côté (une quarantaine de degrés environ), le groupe spectral des cristalloïdes se dirige vers la partie déclive (du côté opposé sur le disque lumineux), et suit cette direction, de quelque côté qu'on la détermine.

Je vais essayer de donner une explication de ce fait.

Je remarque que, lorsque je tiens mon œil complétement immobile, l'ascension apparente (la descente en réalité) des corpuscules, se fait dans une étendue du tiers environ du diamètre de ma pupille ; ce qui équivaut à un peu plus d'un millimètre de parcours. N'est-il pas possible, peut-être ici je m'avance beaucoup, que le cristallin obéissant aux lois de la pesanteur, fasse allonger son ligament suspenseur de cette minime quantité de déplacement ?

J'ignore si cette hypothèse a contre elle des impossibilités, mais il me semble assez difficile d'expliquer ce fait par une autre cause.

Dans une autre hypothèse, si ces corpuscules étaient abandonnés à l'action de leur propre pesanteur, au lieu de s'arrêter dans le champ visuel, lorsqu'on incline la tête, ils iraient plus loin ; et lorsqu'ils reparaîtraient à la vue, la disposition de leurs groupes devrait se trouver sensiblement modifiée, ce qui n'a jamais lieu.

J'ajouterai que lorsque la tête se trouverait dans sa position normale, il serait naturel que ces petits corps descendissent au fond de l'œil et, une fois dans cette situation, je ne vois aucune cause qui pourrait les faire apparaître aussi facilement qu'ils le font.

Nous reviendrons sur ce sujet à propos des déplacements réels ou apparents des corps intra-oculaires.

*

§ 7. **Spectres du cristallin.** — Certaines images du cristallin remplissent la surface du disque iridoscopique. Elles représentent, dans presque tous les yeux, des groupes de noyaux lumineux plus ou moins diffus, qui donnent au disque un aspect légèrement moiré et presque floconneux.

Cet ensemble est, toutefois, si transparent que les spectres les plus petits et les plus ténus se distinguent très bien à travers ces images.

Les divers états pathologiques du cristallin, et notamment ceux de la cataracte, se voient très nettement dans l'Iridoscope. Ce sont, pour la plupart, des figures opaques de formes variées empiétant sur le disque lumineux du champ visuel.

Un de mes amis a pu suivre, ainsi, sur lui-même, les progrès d'une cataracte lenticulaire dont il a dessiné les différentes phases jusqu'à l'occlusion complète de son œil.

Quant à moi, je surveille de temps à autre la ligne radiale et la tache centrale dont j'ai parlé plus haut ; je constate, chaque fois, avec une certaine satisfaction, que cet envahissement sur mon cristallin gauche ne fait aucun progrès.

*

§ 8. **Spectres de l'humeur vitrée** — Les corpuscules de l'humeur vitrée sont faciles à reconnaître : leur proximité de la rétine rend leur image plus distincte et plus petite que celle des autres corps entoptiques. Ainsi que les cristalloïdes, ils représentent des chapelets à grains translucides. Quelques-uns de ces chapelets sont dans une position verticale et forment des lignes parallèles entre elles ; d'autres se montrent isolés ou irrégulièrement groupés.

Tous ces spectres, quelque disposition qu'ils aient, me semblent incorporés à une membrane à peine visible qui leur conserve un mouvement commun.

Ce qui peut servir en outre à distinguer les images du corps vitré de celles des cristalloïdes avec lesquelles elles ont quelques points de ressemblance, c'est que toutes deux elles marchent en sens inverse. On les voit se rapprocher ou s'éloigner les unes des autres, selon que l'œil prend telle ou telle direction.

Dans ces mouvements opposés, les deux spectres, en s'entrecroisant, passent les uns sur les autres. On voit alors très bien les images les plus rapprochées de la rétine éclipser celles qui en sont plus éloignées ; ce qui donne à l'œil un sentiment de relief, à l'aide duquel il peut juger approximativement les divers emplacements des corpuscules entoptiques.

*

§ 9. **Spectres de la membrane hyaloïde** — Ces spectres peuvent être vus à l'œil nu, et, dans ce cas, on les distingue mieux encore que dans l'iridoscope, parce qu'ils sont isolés de toute autre image entoptique.

Lorsque je porte mes yeux vers la lumière diffuse d'un ciel couvert de nuages, j'y vois apparaître un ruban formant un nœud lâche, au bout duquel est une ombre circulaire plus accentuée.

En observant cette image avec attention, je remarque qu'elle est de même composition que les précédentes ; les rubans sont formés de grains aplatis et diaphanes ; la tache noire est une agglomération de ces grains.

Ce sont des spectres hyaloïdiens. Les corpuscules qui les produisent sont probablement incorporés à la membrane hyaloïde ; ce qui fait qu'ils sont tous animés du même mouvement de translation lorsque l'œil se déplace.

Tout spectre pouvant être vu à l'œil nu ne peut

être produit que par un corps placé très près de la rétine. Cela s'explique ainsi. Supposons que parmi les rayons lumineux qui entrent dans l'œil, quelques-uns soient arrêtés par un corpuscule entoptique. Si cet obstacle est très près de la rétine, l'ombre y est très nettement produite ; mais s'il en est autrement, les rayons libres passant autour du corpuscule, viennent converger sur son image ombrée et la détruisent en l'éclairant.

Il faut donc, pour qu'un spectre entoptique soit visible à l'œil nu, que les corpuscules qui le produisent soient placés dans la membrane hyaloïde, ou tout au moins dans les parties du corps vitré qui sont très rapprochées de la rétine.

*

§ 10. **Spectres de la rétine**. — Les spectres de la rétine sont produits le plus souvent par une paralysie partielle de cet organe.

Les parties affectées sont parfois uniques et souvent multiples. Ces parties insensibles procurent des spectres visibles à l'œil nu ; ce sont des taches plus ou moins foncées selon le degré d'insensibilité ; lesquelles taches viennent s'interposer fâcheusement dans la vue.

Les physiologistes attribuent d'autres causes encore aux spectres rétiniens ; ils signalent particulièrement le dépôt sur la rétine de matières pigmentaires qui parsèment de points sombres le champ de la vision.

Tous les spectres rétiniens sont fixes ; leur mouvement n'est donc qu'apparent.

L'insensibilité partielle de la rétine peut se produire à volonté sans le moindre danger : il suffit pour cela de regarder une vive lumière telle que celle du soleil ou de l'électricité. L'image lumineuse, en impressionnant trop vivement la rétine, la paralyse passagèrement sur une surface égale à celle de l'image reçue.

Cette affection dure à peine quelques minutes, après lesquelles il n'en reste pas la moindre trace.

Les différents spectres rétiniens sont très visibles dans l'Iridoscope.

*

§ 11. **Spectres du trouble apporté à l'œil par une compression.** — Si l'on frotte l'œil à travers la paupière, comme lorsqu'il s'agit d'apaiser une démangeaison sur cet organe, ou mieux encore, si on le comprime pendant quelques instants avec le doigt, et qu'on regarde ensuite dans l'Iridoscope, on voit dans le disque lumineux un trouble très caractérisé. La face antérieure de la cornée est couverte de lignes mal définies imitant des sillons irréguliers dont le fond est sombre et l'extrémité translucide.

Quelquefois, lorsque la pression a été efficace,

ces sillons sont joints par d'autres sillons transversaux, ce qui donne à l'ensemble de ces figures une apparence d'alvéoles.

L'œil résiste parfois à cette pression, et le phénomène n'a lieu qu'imparfaitement. Il faut alors cesser l'expérience pour la reprendre à un autre moment.

Ce trouble de l'œil est passager, la surface de la cornée sur laquelle se passe ce phénomène revient dans un temps très court à son état normal. Cependant lorsque le spectre commence à s'évanouir, on peut le faire reparaître à plusieurs reprises en abaissant vivement la paupière.

ILLUSIONS

PRODUITES AVEC L'IMAGE IRIDOSCOPIQUE.

Bien que ces illusions soient purement physiologiques et qu'elles ne jettent aucun jour nouveau sur les images entoptiques, j'ai cru devoir les donner ici, par cette simple raison que, je le pense, elles intéresseront le lecteur.

Première illusion. — Les yeux étant ouverts, couvrez l'œil droit, je suppose, avec l'Iridoscope, et l'œil gauche avec un petit écran rond en carton noir, ayant 6 centimètres environ de diamètre.

Tant que l'œil gauche sera couvert de cet écran, l'image du disque lumineux apparaîtra dans l'œil qui la produit, c'est-à-dire dans l'œil droit, ainsi que cela doit être.

Mais si, tout en maintenant l'Iridoscope sur l'œil droit, vous éloignez insensiblement l'écran de l'œil gauche dans la direction du point de convergence des deux yeux, le sentiment de la vue quittera complètement l'œil droit pour passer dans celui de gauche, et l'image lumineuse paraîtra au milieu de l'écran.

Par ce fait, l'œil gauche croira voir ce qui se passe dans l'œil droit, et le sentiment de la vue se trouvera en défaut d'appréciation

Il est facile de se convaincre que l'image ne quitte pas l'œil droit, puisque c'est la représentation même de cet œil que l'on a devant soi.

On devra penser également que si le disque lumineux de l'œil droit passait réellement dans l'œil gauche, cette image s'évanouirait lorsqu'on ferme celui-ci, et c'est ce qui n'a pas lieu.

Voici, je crois, comment peut s'expliquer ce phénomène. Nous avons acquis de notre éducation naturelle l'habitude de jouir du sens de la vue lorsque l'œil est ouvert et de ne plus rien percevoir lorsqu'il est isolé des images extérieures.

Or, dans le présent cas, l'œil droit étant sequestré et fermé en quelque sorte, tandis que l'œil gauche est libre et ouvert, ce dernier a seul le sentiment de la vision et par ce fait il s'attribue les impressions de son congénère.

DEUXIÈME ILLUSION DANS LE MÊME FAIT. — Si vous continuez à éloigner l'écran, en ayant soin de le guider de façon à ce qu'il ne quitte pas le disque iridoscopique, cette image grandit d'une manière très sensible et finit même par surpasser en diamètre celui de l'écran.

L'explication de cette seconde illusion me semble des plus faciles : l'écran et le disque, avons-nous dit, sont confondus dans une impression commune, exactement comme si leur double image était peinte sur la rétine de l'œil gauche. Or, de ces deux figures superposées, si l'une diminue de dimension par l'éloignement, comme cela a lieu en effet, l'autre, en raison de la fixité des corps qui la produisent, ne change pas de grandeur, mais paraît s'agrandir par comparaison.

LE DIOPSCOPE[1]

Le Diopscope a pour but de démontrer le renversement des images dans notre vue normale, en donnant simultanément sur la rétine l'impression d'une image droite et d'une image renversée.

---

(1) Δίς, deux fois ; ὄψις, vue ; σκοπέω, j'observe.

Je vais essayer de le décrire et d'en faire comprendre les effets.

La figure 2ᵉ ci-dessous représente un œil dégagé des détails inutiles à notre démonstration ; on y reconnaîtra la cornée A, l'iris B, le cristallin C et la rétine D.

L'instrument est également réduit pour faciliter l'explication de ses fonctions. Il ne se compose que

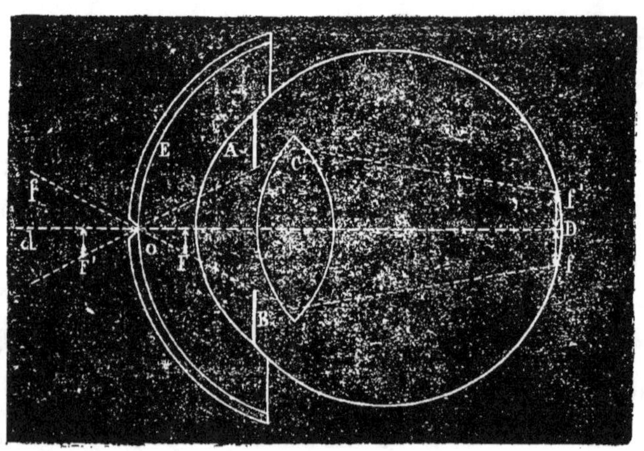

de son oculaire iridoscopique E O, et de ses deux flèches ou pointes F F' placées, l'une en dehors, l'autre en dedans de l'appareil.

Ces deux flèches sont disposées sur le même plan de direction ; leurs extrémités se terminent à l'axe optique *d*D.

Si, dans la vision produite par le diopscope, les flèches étaient soumises aux lois seules de la vue normale, celle qui est la plus rapprochée de l'œil masquerait l'autre. Mais comme elles sont placées l'une en dedans, l'autre en dehors de l'instrument, leur impression sur la rétine est le résultat de deux principes différents : l'une, celle qui est en dedans, viendra, d'après les lois de l'optique, se peindre sur la rétine dans une position droite (bien qu'elle paraisse renversée); l'autre, celle du dehors, y sera représentée, dans une position renversée (relativement droite). De sorte que ces deux pointes sembleront se toucher par leurs extrémités, ainsi qu'on le voit dans la figure en *f* D, *f'* D.

On comprendra que les rayons du cône lumineux *f.d* au sortir de l'oculaire o, rencontrent la flèche F dont ils portent l'ombre sur la rétine en *f* D, et que de son côté la partie du cône *f' d* entre dans l'oculaire et va porter en *f'* D sur la rétine l'ombre retournée de la flèche F' ; ce qui fait que les deux images sont sur la rétine en sens inverse l'une de l'autre.

LE PUPILLOSCOPE.

Nous avons dit, page 16, que l'ouverture pupillaire variait sous diverses influences et notamment sous celles de la lumière. Il est reconnu, en principe que, pour une cause ou pour une autre, l'iris à l'état de veille est presque toujours en mouvement.

J'ai cherché à rendre sensibles ces variations pupillaires à l'aide d'un instrument que j'ai nommé Pupilloscope. Voici comment est composé cet instrument :

Sept petits trous sont pratiqués dans une plaque de cuivre mince et disposés ainsi qu'il suit : un des trous forme le centre et le six autres trous sont symétriquement rangés autour de lui, à 4 millimètres les uns des autres, distance qui représente le diamètre moyen d'une pupille. Cette plaque est fixée à l'extrêmité du petit tube.

L'instrument étant ainsi disposé, si on le met devant un œil et que l'on dirige la vue vers une lumière diffuse et modérée, sept images de pupilles viendront se peindre sur la rétine; et si l'on admet que la pupille observée ait quatre millimètres de diamètre tous les disques pupillaires seront tangents.

Dans cet état, si l'on vient à ouvrir subitement l'œil libre, l'impression de la lumière sur la rétine, par une action réflexe et sympathique, détermine la constriction des deux iris. Alors, les sept images, qui sont la représentation multiple de la pupille observée, se rapetissent et, par ce fait, s'éloignent les unes des autres d'une quantité égale à la diminution de leur diamètre.

La *réocclusion* de l'œil produit l'effet inverse, et de

ces deux mouvements contraires il résulte un éloignement ou un rapprochement qui indique d'une manière très sensible les diverses variations de la pupille.

On peut à l'aide du Pupilloscope vérifier aussi la régularité du cercle pupillaire.

Lorsque les sept images sont peintes sur la rétine sous une action de lumière qui les rendent tangentes, on fait tourner doucement l'instrument sur son centre, et voici ce qui a lieu : l'image centrale reste fixe et les autres images, en tournant autour, viennent par leur contact plus ou moins précis indiquer les parties saillantes ou déprimées du disque pupillaire.

LE PUPILLOMÈTRE.

A l'aide du pupillomètre chacun peut prendre facilement la mesure de sa propre pupille. Avant d'expliquer cette expérience, quelques mots d'abord sur la disposition de l'instrument.

Sur une plaque de cuivre mince sont deux petits trous iridoscopiques, dont l'un est fixe et l'autre mobile ; ces deux trous peuvent s'éloigner ou se rapprocher l'un de l'autre.

Les divers écartements des trous sont indiqués par un index sur un limbe divisé en fractions de millimètres.

La plaque ainsi disposée est fixée à l'extrémité d'un petit tube qui a pour but de placer les trous dans la direction de l'axe optique et d'isoler la vue de toute lumière extérieure.

Lorsqu'on met l'instrument devant un œil, si les deux trous à travers lesquels on regarde sont superposés, et que, par ce fait, ils n'en fassent plus qu'un, on ne voit qu'une seule image de pupille ; mais si on éloigne ces deux trous l'un de l'autre, il se forme sur la rétine deux disques pupillaires ayant le même diamètre.

Pour connaître la valeur de ce diamètre, on approche, à l'aide de l'index, les deux trous, ou pour mieux dire, les deux disques l'un de l'autre jusqu'à ce qu'ils soient tangents ; puis on lit sur le limbe l'écartement de ces images. L'écartement est égal au diamètre du disque pupillaire.

Le pupillomètre est d'une grande utilité pour l'étude des fonctions de l'iris ; j'ai fait, moi-même, plusieurs intéressantes applications de cet instrument dans cette voie de recherches. Je citerai pour exemple celle qui suit :

Désireux d'explorer les images entoptiques de mon œil sur un champ plus étendu, je me décidai à agrandir artificiellement ma pupille, et, à cet effet, je m'instillai dans l'œil droit une forte goutte d'une solution de sulfate neutre d'atropine.

Voici quelle fut sur mon œil l'action du mydriatique :

Avant l'instillation, je constate, à l'aide du pupillomètre, le diamètre et l'état de sensibilité de mes deux pupilles : l'instrument étant dirigé vers une faible clarté, j'obtiens, comme maximum de dilatation, 3 millimètres 3/4 (1). Dans la direction du soleil, la constriction extrême réduit le diamètre à 2 millimètres.

L'instillation a lieu le 21 juin à 4 heures du soir. Sensation sur l'œil : léger picotement de peu de durée; — 4 heures 16 minutes, ma pupille se dilate; en moins d'une minute son diamètre passe de 3 millimètres 3/4 à 7 millimètres.

A ce moment, je sens dans l'œil un léger sentiment de fraîcheur que je pourrais presque comparer à celui que donne au palais une pastille de menthe

L'œil mydriasé couvert du pupilloscope est soumis à l'action directe du soleil; l'iris ne fait aucun mouvement ; sa paralysie est complète.

Je couvre ensuite du pupillomètre l'œil sain et je l'expose à une faible lumière, tandis que, comme précédemment, je fais tomber sur l'autre œil les rayons du soleil ; l'iris de l'œil mydriasé ne donne pas signe de mouvement, tandis que son congénère, dont la rétine ne reçoit qu'un bien faible éclairage, passe de 4 à 2 millimètres

(1) Bien que le pupillomètre puisse donner de plus petites fractions, je les néglige comme inutiles à l'observation.

Dans l'iridoscope, l'œil atropinisé présente de notables modifications de lumière : les images entoptiques qui m'apparaissent en plus grand nombre sont plus claires mais moins distinctes qu'à l'état normal de l'œil. Le centre du disque est surtout plus éclairé et plus diffus que les bords ; ce qui donne à cette image une apparence de convexité.

L'accommodation de mon œil cesse complétement : tout est trouble pour ma vue. Une ligne noire de deux millimètres me semble un trait jaune bordé de noir Le champ visuel de mes deux yeux, projeté sur du papier par deux tubes convenablement écartés, me donne deux disques d'une grande différence de clarté.

Le 22 juin à 4 heures du soir, retour presqu'imperceptible de mon œil à la sensibilité : en face du soleil, les bords de l'iris oscillent d'un quart de millimètre sans se fixer. Le 23, augmentation de sensibilité ; la pupille dirigée vers la lumière du jour descend à 6 millimètres 1/2. Devant le soleil, elle se rétrécit jusqu'à 6 millimètres.

A partir de cette observation, le diamètre pupillaire perd chaque jour de sa valeur ; il descend successivement : le 24, à 5 millimètres 3/4, — le 26, à 5 millimètres 1/4, — le 27, à 5 millimètres, — le 28, 29, 30, changement inappréciable, — le 31, à 4 millimètres 3/4, — le 1er août, à 4 millimètres 1/4, — les 2 et 3 pas de changement,

— le 4, à 4 millimètres, — le 5, retour à la grandeur normale.

Avec le Pupillomètre, j'ai tenté une autre expérience qui n'a pas eu tout le succès que j'en attendais. Je vais toutefois la relater ici parce qu'elle met en évidence un fait physiologique très intéressant.

Lorsque, ainsi que je l'ai dit plus haut, j'eus découvert que la pupille se dilatait sous l'influence d'un afflux de sang vers la tête, il me vint à l'idée qu'une passion violente, la colère, par exemple, pourrait produire peut-être de semblables effets. Je résolus d'expérimenter le fait, mais pour cela il me fallait une colère, et là était la difficulté : la colère ne se produit pas à volonté, que je sache, à moins que ce ne soit la colère du prochain, et faute de cette excitation nerveuse sur moi-même, mon expérience ne pouvait avoir lieu.

La vie artistique avec ses émotions brûlantes me dominait assez autrefois pour me donner de temps à autre (je m'en confesse ici), quelque bonne petite colère dont j'eusse pu tirer un excellent parti pour mon expérience.

Mais aujourd'hui, soit que l'âge ait modifié mes impressions, soit plutôt que dans ma vie de retraite et de tranquillité les motifs d'irritation me manquent, mon esprit jouit d'un calme comparable seulement à la quiétude monastique.

J'attendais donc, sans trop l'espérer, une réminiscence quelconque de mes irritations passées, quand le hasard vint m'offrir une magnifique occasion pour expérimenter.

Le motif de cette exaltation est des plus futiles, cependant je ne puis me dispenser de le faire connaître afin de mieux établir établir la situation.

Un maçon, non un manœuvre, dans ses lourdes évolutions, me casse un vase de terre cuite auquel je tenais beaucoup, et comme je le gronde de sa maladresse, cet homme me répond avec un rire hébété impossible à décrire :

— Dame ! *es que j'l'ai fait exprès, moé ?*

Quel est l'homme capable de se contenir devant une telle brutalité ? ce n'est pas moi, certes, et je le prouvai bien : je fus pris d'une colère telle que je ne me rappelle pas en avoir eu de semblables depuis bien longtemps.

Au paroxysme de l'irritation, au moment où un reste de raison me rappelle à moi-même, un souvenir confus me traverse soudain l'esprit ; ce souvenir devient bientôt une idée nette et précise.... Oh !.... murmurai-je à mi-voix, quelle bonne occasion !....

J'étais à quelques pas de ma demeure ; tournant brusquement le dos à mon homme, je cours en toute hâte vers mon cabinet ; j'ouvre la porte ; je place une chaise devant une fenêtre ; je m'y installe ;

je mets le Pupillomètre sur mes yeux et j'observe.... Hélas ! toute effervescence s'était évaporée dans le trajet que je venais de faire ; la colère avait fait place au désir d'observation ; j'étais calme..... calme comme un homme qui veut observer. Ma pupille était comme mon esprit.

Mon expérience ne fut pas complètement perdue : j'en tirai cet enseignement que, sitôt qu'on peut raisonner avec la colère, l'excitation nerveuse n'existe plus.

Le Pupillomètre peut aussi remplir les fonctions d'un photomètre, car les variations de la pupille inscrites sur le limbe sont proportionnées à l'intensité de la lumière qui frappe les yeux.

Le Pupillomètre est encore très utile pour la détermination du siége des corps entoptiques d'après la méthode de Brewster (1).

Mon Pupillomètre n'est pas uniquement destiné à des expériences scientifiques ; il m'est également très utile pour l'agrément de mes visiteurs et particulièrement de mes visiteuses. C'est pour tous un véritable joujou. Comme il semble à toutes les femmes que plus la pupille est grande, plus elle doit avoir de charmes et plus le jeu en est puissant,

---

(1) L'expérience de Brewster consiste à faire tomber sur la rétine une double image des corps entoptiques. La distance plus ou moins grande entre ces ombres, indique approximativement la position relative des corpuscules

c'est à qui voudra s'assurer du pouvoir de ses yeux sous le simple prétexte de savoir si l'on a une bonne vue.

Quand une dame est seule pour faire cette expérience, rien n'est plus facile ; mais quand il y en a plusieurs, la situation devient délicate pour l'inventeur. Il se forme naturellement un concours à la prunelle mêlé de déceptions et de triomphes, et comme chacun lit son bulletin, il est difficile d'induire en erreur sur la quantité de millimètres. Le berger Pâris, l'homme aux solutions délicates, se trouverait peut-être lui-même très embarrassé dans quelques-unes de ces situations.

Quant à moi je m'en tire fort bien, à l'aide d'une innocente tricherie que je tire de l'expérience même :

J'ai dit que le diamètre de l'ouverture pupillaire était proportionné à l'intensité de lumière reçue par l'instrument. Celle-ci est-elle vive, la pupille diminue ; dans le cas contraire, la pupille augmente.

Les dames ignorent ce fait. Or, pour égaliser le diamètre des pupilles, je fais simplement tourner l'appareil vers un endroit plus ou moins éclairé, selon que j'ai besoin d'augmenter ou de diminuer l'objet du concours.

Les dames, alors, ont toutes la même pupille ; ce qui paraît les satisfaire.

Ces observations m'ont amené à établir une moyenne de grandeurs pour trois époques de la vie : la vieillesse mesure de trois à trois millimètres et demi ; l'âge mûr de trois et demi à quatre millimètres ; et l'enfance de quatre à sept millimètres.

LE DIOPSIMÈTRE. (1)

A l'aide du Diopsimètre on peut mesurer l'étendue du champ visuel et constater aussi le siége et les dimensions des taches produites sur la rétine par ses diverses affections morbides.

Que l'on se figure un petit cylindre de bois terminé à l'une de ses extrémités par une coquille semblable à celle de l'Iridoscope, et à l'autre par un cadran gradué. L'aiguille de ce cadran est disposée de façon à se tenir dans une position verticale et de pouvoir ainsi marquer les degrés sur le cadran lorsqu'on le fait tourner en lui conservant sa position verticale.

Au milieu du cylindre est un petit tube qui le traverse dans toute sa longueur.

Sur le cylindre est pratiquée une ouverture partant de la circonférence pour aller rejoindre le tube. Les parois de cette fente sont parallèles entre elles et ont un écartement de 6 millimètres environ.

---

(1) Διά, à travers ; ὄψις, vue ; μέτρον, mesure : mesure du champ visuel.

A l'extrémité du cylindre et de chaque côté des bords du cadran, sont adaptés deux petits bras articulés, porteurs d'une boule en ivoire, qui peuvent s'incliner dans la direction de la fente radiale. Sur le centre d'articulation de l'un de ces bras est un limbe qui doit donner le degré d'inclinaison de ces mêmes leviers.

FONCTIONS DU DIOPSIMÈTRE.

Supposons l'instrument placé sur l'œil du sujet : celui-ci regardera par le petit tube un pain à cacheter noir que l'on aura placé à deux mètres de lui sur une surface blanche ; ce qui ne l'empêchera pas de voir par la fente radiale ce qui se passe au dehors.

Maintenant, si l'on abaisse graduellement la boule dans la direction de la fente, l'œil observateur, tout en conservant dans l'instrument sa direction centrale, voit cette boule descendre ; il la suit, et un moment arrive où il la perd de vue derrière les proéminences de la face. A l'instant où cette disparition a lieu, on note les degrés marqués par les deux limbes ou cadrans.

Cette indication est la limite du champ visuel dans le sens de l'observation.

On comprendra que si l'on fait, ensuite, tourner graduellement le cylindre sur lui-même et autour de son centre de vision, on pourra, en répétant l'investigation sur toutes les parties du champ visuel déterminer son étendue et sa forme extérieure.

Si la sensibilité de la rétine observée n'est pas altérée, la boule d'ivoire sera vue dans ses différents parcours ; mais si l'organe sensible de la vue est affecté de quelque paralysie, les espaces insensibles seront déterminés par le défaut de perception de l'image dans toute la place occupée par cette affection.

OPTOMÈTRE

A l'usage des gens du monde.

La distance de la vision distincte pour de petits objets tels que des caractères d'imprimerie, je suppose, est, on le sait, de 25 à 30 centimètres. Les personnes qui voient à une distance plus courte sont myopes ; celles qui ne voient qu'à une distance plus longue sont presbytes.

Les physiologistes ont compris la nécessité d'un instrument pour mesurer ces diverses distances anormales de la vue, et ils ont créé l'Optomètre. Scheiner, de Graefe, Hasner, Vallée, Donders, Helmholtz et Javal ont particulièrement traité cette question et ils l'ont parfaitement résolue.

Il me conviendrait mal d'apporter, après ces maîtres, un tribut à cette découverte, si je n'eusse envisagé la question sous un autre point de vue.

J'ai pensé à construire, sur certains principes

reçus, un Optomètre d'une disposition nouvelle, d'une petite dimension et d'une expérimentation facile. J'ai voulu, en un mot, faire un instrument qu'on pût mettre entre les mains des gens du monde. On n'est pas fâché, à un certain âge, de savoir l'instant précis où l'on doit recourir à l'usage des lunettes, et de connaître aussi les conditions les plus favorables pour régénérer sa vue.

Le petit Optomètre que je présente ici est basé sur les principes de l'Optomètre Scheiner qui consistent, on le sait, à regarder une épingle ou une ligne quelconque à travers deux petites fentes parallèles entre elles, et ayant un écartement moindre que le diamètre moyen d'une pupille.

Ainsi que mes autres instruments entoptiques, mon Optomètre possède une coquille qui a pour but de bien assujetir l'instrument sur l'œil.

Au milieu de cette coquille oculaire est une plaque de cuivre où sont pratiquées deux fentes, à travers lesquelles on doit regarder.

Une petite règle, en cuivre, graduée sur une longueur de 15 centimètres, se fixe dans la coquille, et sert à présenter à différentes distances de l'œil un cheveu verticalement placé au centre d'un curseur.

La disposition particulière que j'ai apportée à cet instrument, et que je crois nouvelle, est l'application d'une lentille convexe devant les fentes de l'oculaire. Cette lentille, on le comprendra, a pour effet d'augmenter le pouvoir convergent du cristallin, et de procurer, par ce fait, les avantages suivants :

1° Le point de mire n'ayant plus besoin d'être aussi éloigné, l'instrument peut être considérablement réduit de longueur ;

2° Dans l'ancienne méthode, le cheveu (1) arrivé à une certaine distance n'est plus perceptible pour certaines vues presbytes; ce qui n'a pas lieu avec la lentille ;

3° La superposition des deux images s'apprécie plus sensiblement, et les deux points *proximum et remotum* s'établissent avec facilité.

L'usage de l'Optomètre est des plus simples et par conséquent des plus faciles à expliquer.

Il s'agit, lorsque la coquille est sur l'œil, d'approcher ou d'éloigner de la vue le curseur, de manière à ne voir qu'une seule image du cheveu.

LE RÉTINOSCOPE.

Plusieurs physiologistes, Purkinje, Viérordt, Listing ont indiqué divers procédés pour rendre

(1) Je préfère pour l'instrument un cheveu à une fente parce que celle-ci, si finement qu'elle soit pratiquée, présente une image trop large pour bien juger le point de sa superposition.

évidente l'image subjective des vaisseaux rétiniens.

Le procédé Purkinje consiste à diriger le regard vers un endroit obscur, tandis qu'on donne à une bougie allumée un mouvement alternatif, soit au côté temporal, soit au-dessous de l'œil observateur.

D'après Vierordt on doit regarder à travers une petite ouverture, pratiquée dans une carte noire, une vive lumière diffuse telle qu'un nuage fortement éclairé ou le globe dépoli d'une lampe allumée, en ayant soin d'imprimer à la carte un mouvement rapide de va-et-vient.

Listing indique la méthode suivante : avec une lentille à court foyer on forme sur la sclérotique, en un point éloigné de la cornée, une image très petite et fortement éclairée, pendant que l'œil regarde un tableau noir.

J'ai souvent essayé, d'après Purkinje, de promener une bougie allumée près de l'un de mes yeux, sans autre résultat qu'une sensation pénible dans la vue. Plusieurs physiologistes, cependant, m'ont assuré avoir obtenu de très belles images dans cette expérience.

La carte percée de Vierordt m'a réussi jusqu'à un certain point : l'image était si indécise et si incomplète que je n'éprouvai qu'une faible satisfaction de cet essai.

Ce fut seulement l'année dernière que j'eus connaissance du procédé Listing. Pour celui-là, je dois le dire, j'obtins des résultats qui dépassèrent à tous égards mon attente :

Je vous ai parlé, lecteur, à propos de Rétinoscope, de certaine imprudence qui faillit me faire perdre la vue. J'ai à cœur de tenir ma promesse, et pourtant si je vous raconte ce qui s'est passé pour moi de poignant et de douloureux dans cette circonstance, je crains de changer la nature de ma notice en la faisant tourner au drame. Je vais toutefois vous dire sommairement le fait et ses conséquences, afin qu'il serve de leçon à quelques expérimentateurs, en leur rappelant qu'il est toujours dangereux de jouer avec le feu.

Au mois de juillet de l'année dernière, l'éminent professeur de physique à la Faculté de médecine, M. Gavarret, sur la demande que je lui en avais faite, m'envoya la description des trois procédés qui précèdent, et il ajoutait : « Tout cela, comme vous voyez, n'est pas fort commode; il serait à désirer que la science eût à sa disposition des procédés plus faciles et plus sûrs pour mettre en évidence le réseau des vaisseaux de la rétine. . . . . Avec un peu d'efforts vous trouverez certainement le moyen de combler cette lacune. »

Pour essayer, dans mes faibles moyens, de satisfaire à ces désidérata de l'oculistique, il fallait au moins que je connusse, par moi-même, la nature des images qu'il me fallait produire, et que je me rendisse bien compte, aussi, des causes de cette production.

Le procédé Listing, le seul que je n'eusse point encore essayé, pouvait peut-être me donner ce double résultat. Je me mis en mesure de l'expérimenter.

Quelques instants après j'étais à ma fenêtre, en plein midi, une lentille à la main et faisant converger, de droite à gauche, sur mes sclérotiques, les rayons du soleil.

J'obtins, presqu'aussitôt, quelques belles images de l'arbre de Purkinje, ce qui m'encouragea. Mais mon expérience était douloureuse : ma main, mal assurée et inhabile à juger la place où devait être fixée la lumière, laissait égarer par ma pupille des rayons qui m'éblouissaient et qui, en impressionnant trop vivement ma rétine, lui ôtaient sa sensibilité. Je prenais alors un peu de repos, après quoi je recommençais, en agissant tantôt sur un œil et tantôt sur l'autre. J'appelais cela agir prudemment.

Le reste de la journée se passa ainsi dans ces essais alternés de repos, et la nuit arriva. J'aurais dû m'en tenir là pour cette journée, car j'avais obtenu des images très nettes; il me vint malheureusement à l'idée d'essayer l'expérience à la clarté d'une lampe.

Je n'eus d'abord qu'à m'en féliciter : les images rétiniennes m'apparaissaient si nettes que je prenais plaisir à les reproduire sur le papier. Mais il vint un moment où, tout à coup, et sans aucun avertissement, ma vue se couvrit d'un voile, et ma lampe disparut à mes yeux.... J'étais aveugle !

Je vous fais grâce, lecteur, des péripéties douloureuses qui accompagnèrent cet accident et je vais droit au dénouement.

... Environ deux heures après, alors que j'étais en proie au plus violent désespoir, une veilleuse placée près de mon lit m'apparut comme au milieu d'un épais brouillard. J'étais ... disons le mot, j'étais sauvé, car j'ai toujours regardé la cécité comme une mort anticipée.

Grâce à d'excessives précautions et à des soins intelligents, ma vue revint peu à peu à son état normal. Il ne m'est resté de cette passagère affection de ma rétine qu'un scotôme dont je ne me plains pas trop puisqu'il est en dehors de la direction ordinaire de ma vue. Je le vois de temps à autre, et à chaque fois je le regarde comme un souvenir d'une rude leçon de prudence.

Il résulte de ce fait que, dans mon empressement à exécuter l'expérience de Listing, j'ai commis une confusion et une imprudence. Listing recommande bien une vive lumière, mais il ne va pas, je suppose, jusqu'à prescrire la lumière concentrée de l'astre solaire. Il indique l'application de cette lumière sur la sclérotique, mais il a sans doute pensé qu'une opération aussi délicate serait exécutée par un auxiliaire de l'observateur. J'ai donc mal compris l'expérience ; j'ai de plus abusé de son prestigieux spectacle et j'ai subi les effets de sa désastreuse excitation.

Plus tard, quand j'ai réfléchi froidement au procédé du savant physiologiste, j'en ai compris les exigences et, alors, j'ai été facilement amené à composer le Rétinoscope, instrument anodin s'il en fut jamais, à l'aide duquel les images des vaisseaux rétiniens apparaissent avec une perfection infinie.

Fig. 3e

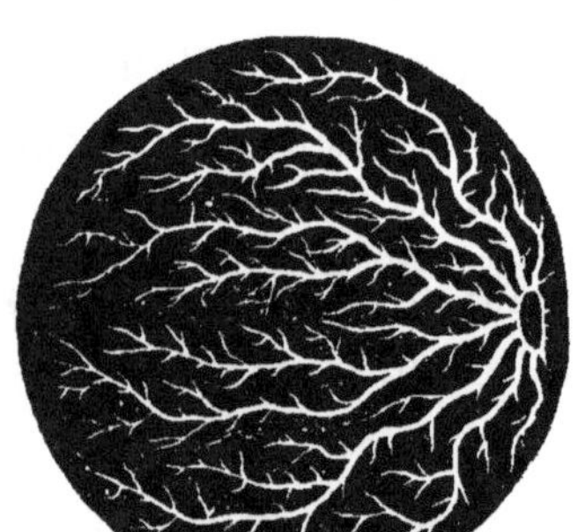

L'image ci-dessus, figure 3e, que j'ai dessinée avec la plus scrupuleuse exactitude, est la représentation du réseau vasculaire de ma rétine.

DESCRIPTION DU RÉTINOSCOPE.

Le rétinoscope est composé d'une simple coquille en ébène emboitant les contours de l'œil et le mettant, ainsi, dans une obscurité complète. C'est le tableau noir indiqué par Listing pour être placé devant la vue.

Sur les bords de cet ovale, et dans la direction de son grand axe, est une ouverture circulaire dont le centre est en regard de la partie visible de la sclérotique. Cette ouverture peut être disposée de deux façons : si l'on observe avec la lumière du soleil, l'ouverture ne doit avoir que de deux à trois millimètres; mais si c'est devant une lampe, cette ouverture devra être assez grande pour contenir une lentille à court foyer de 10 millimètres de diamètre.

MODE D'OBSERVATION AVEC LE RÉTINOSCOPE.

Après avoir couvert l'œil du Rétinoscope, qu'on se serve de la lumière solaire ou de celle d'une lampe, il faut diriger l'instrument de façon à ce que les rayons, directs ou convergents de la source lumineuse, tombent perpendiculairement sur la partie de la sclérotique que l'on veut éclairer. Mais pour que la sclérotique présente le plus de surface possible pour l'expérimentation, on doit avoir soin de diriger l'œil, dans la coquille, vers l'extrémité opposée à celle par où s'introduit la lumière.

Le grand angle de l'œil est préférable à l'autre pour cette expérience.

Sitôt que la lumière frappe la sclérotique, l'œil est saisi d'une sorte d'hallucination lumineuse dans laquelle on aperçoit quelques rameaux de l'arbre vasculaire ; mais cette apparition s'évanouit à l'instant. Il faut, pour lui donner de la continuité, entretenir la coquille dans un mouvement incessant d'un va-et-vient horizontal, exactement comme s'il s'agissait de frapper à petits coups la naissance du nez.

Dans cette circonstance, on doit voir dans l'image un réseau plus ou moins foncé sur un fond plus ou moins clair, selon le plus ou moins d'intensité de la source lumineuse. On aura également des ramifications très déliées et très accentuées, si le foyer de lumière projeté sur la sclérotique est petit et intense.

Bien que l'expérience se fasse sans danger et sans fatigue aucune, puisque des dames et de jeunes enfants s'en font un jeu, on doit, si l'on prolonge l'expérience, le reporter d'un œil à l'autre afin de donner à la rétine le temps de se *resensibiliser*.

Depuis que j'ai imaginé le Rétinoscope, il m'est arrivé pour certaines observations d'être plusieurs heures à en recevoir les images sans en éprouver la moindre fatigue.

L'œil inobservé doit être dégagé des images extérieures : au lieu de le fermer, il est important de le couvrir seulement avec une coquille (1) non

---

(1) Cette coquille peut être comparée pour la forme à ces petits vases en porcelaine nommés œillères, destinés aux bains oculaires.

percée, ce qui lui permet de rester ouvert. Cette situation est indispensable : souvent l'expérience ne peut avoir lieu parce que certaines personnes, n'ayant pas l'habitude de fermer un œil séparément, impriment, à leur insu, aux paupières, un rapprochement qui ne permet pas l'apparition de la sclérotique.

TABLE DES MATIÈRES.

Pages.

L'Œil humain et ses principaux organes.......... 5

L'Iridoscope, instrument propre à la manifestation des images entoptiques........................ 9

Le Dioscope, à l'aide duquel on constate le renversement des images sur notre rétine.............. 33

Le Pupilloscope, démontrant d'une manière amplifiée les dilatations et contractions de la pupille.... 35

Le Pupillomètre, pouvant donner le diamètre de la pupille, à un quart de millimètre près....... 37

Le Diopsimètre, appareil pour mesurer l'étendue du champ visuel.................................. 45

L'Optomètre, à l'usage des gens du monde, pour déterminer la distance de la vision distincte....... 47

Le Rétinoscope, instrument avec lequel on peut voir les réseaux vasculaires de sa propre rétine dont l'ensemble est appelé *Arbre de Purkinje*....... 49

www.ingramcontent.com/pod-product-compliance
Lightning Source LLC
LaVergne TN
LVHW011958160826
845678LV00002B/601